De Pai para Filho

Inicialmente publicado nos Estados Unidos com o título:
FATHER TO SON: Life Lessons on Raising a Boy

Edição portuguesa negociada
com a Workman Publishing Company, New York

Tradução: Marcelina Amaral
Capa e design do livro: Paul Gamarello
Ilustrações: Matt Wawiorka
Fotografia na Capa: Julie Gang

Depósito Legal nº 211402/04

ISBN: 972-44-1216-4

EDIÇÕES 70, Lda.
Rua Luciano Cordeiro, 123 – 2º Esqº - 1069-157 Lisboa / Portugal
Telefs.: 213190240 – Fax: 213190249
e-mail: edi.70@mail.telepac.pt

www.edicoes70.pt

Harry H. Harrison, Jr.

De Pai para Filho

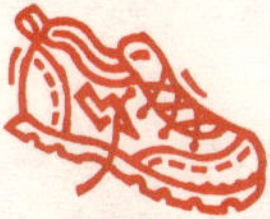

edições 70

As Cinco Chaves

Tornar um rapaz num homem é tarefa de homem. Desde o começo dos tempos, é ao pai que incumbe tornar o filho responsável. Generoso. Corajoso. Honrado.
Um menino não traz livro de instruções. Traz com ele a necessidade de um amor imenso e de espírito de aventura. E a jornada para a maturidade começa muito cedo... quando olha para o pai pela primeira vez, e pensa:
"Quero ser como ele."

• 1 •

Fica perto dele.

• 2 •

Sê pai, não amigo dele. Se não percebes a diferença, imagina a confusão dele quando tiveres que o disciplinar.

• 3 •

Sê um bom marido. Mostra sempre respeito pela mãe dele.

• 4 •

Está em casa para jantar.

• 5 •

Sê o seu herói.

Miúdos Pequenos

Aproveita ao máximo
o tempo que passas
com o teu filho.

Ensina-o a guardar um segredo.

Mostra-lhe como se come
uma bolacha recheada.
É uma arte que lhe será
útil pela vida fora.

Marca uma hora
para ele ir para a cama.
Os rapazes precisam de dormir.

14

Diz-lhe que nunca será demasiado crescido para fazer uma sesta.

Leva-o a dar passeios a pé
e inicia-o no mundo dos insectos.

16

Lê para ele todas as noites.
Vai adorar.

Não o deixes dormir na tua cama, mesmo que esteja assustado ou doente. Se for preciso, dorme tu no quarto dele.

Faz um esforço para
deixar de beber e fumar.
Se ele nunca vir o pai a beber,
é natural que nunca o venha a fazer.

Ensina-o a plantar uma árvore.
Isso envolve três coisas
que os rapazes adoram:
escavar, poças de água e mangueiras.

20

Ensina-o a andar de bicicleta.
Significa liberdade.
E corre ao lado dele.

21

Aceita o facto de ele poder gostar de brincar com bonecas. Não é nada do outro mundo.

Pergunta-lhe o que fez hoje.
Ouve-o.

Leva-o a um parque de diversões.
Acompanha-o em todos os aparelhos
em que a mãe nem se meteria.
(A determinada altura, é claro, nem tu, por
isso aproveita enquanto a saúde o permite).

Estimula nele
a alegria de aprender.

Ensina-lhe como e quando deve marcar o 112.

26

Compra-lhe qualquer coisa
em que se pendure –
um baloiço ou barras paralelas.

Ensina-lhe como se dá um murro.
Depois educa-o para
nunca começar uma luta.
E aconselha-o a afastar-se.

Façam juntos grandes caminhadas
pelos campos e mostra-lhe
como se atravessa um regato.
Deixa que ele se suje e molhe.

Expõe os desenhos dele
no teu local de trabalho.
Mesmo as coisas mais esquisitas.

Deixa-o andar contigo.
Lembra-te de que ele precisa
de estar contigo,
para aprender
o que é isso de ser homem.

Um rapaz infeliz é muitas vezes aquele que está esfomeado ou cansado. Ou ambas as coisas.

Desliga a televisão,
apaga as luzes,
dá-lhe uma lanterna,
e inventa histórias à noite.
Ele nunca se vai cansar.

Vai almoçar com ele à escola. Falem daquilo que aprendeu.

34

Começa cedo a falar com ele
sobre drogas e álcool,
dos cinco anos em diante.
Porque se o não fizeres alguém o fará.

Toma o pequeno-almoço com ele.

Ensina-o a arrumar o quarto.
Os rapazes não aprendem por osmose.

Se lhe comprares
pijamas do Super-Homem,
podes ter a certeza de que se vai atirar
de mesas, cadeiras, beliches –
e algumas vezes a ti.

Explica-lhe como deve fazer
para te telefonar para o trabalho.
E atende as chamadas dele. Sempre.

39

Ensina-lhe truques de magia.

Ensina-o a não fazer lixo.

Ensina-o a pôr a tampa
da sanita para baixo.
Depois, a levantá-la.
E a puxar o autoclismo.

Ensina-o a vomitar na sanita,
não na tua cama.
Muitos rapazes passam a cambalear
por duas casas de banho
para depois nos sujarem o quarto todo.

Ensina-o a devolver
o que pediu emprestado.

Deixa-o saborear as delícias da massa de um bolo de chocolate.

Diz-lhe que não morre
se sangrar uns pinguinhos.

Leva o teu filho
ao escritório de vez em quando.
E dá-lhe tanta atenção
como dás às outras pessoas.

Diz-lhe que por vezes não tens razão.

Desafia-o para uma corrida. Não te vais esquecer tão cedo o dia em que te ganhar.

Dá-lhe responsabilidade.

Não deixes que a televisão seja a *baby-sitter* dele.

51

Certifica-te de que ele sabe que está sempre seguro em casa.

Compra-lhe um cachorro
só quando ele estiver
apto a cuidar dele.
Ensiná-lo-á a tomar conta
de outra coisa além dele.

53

Elogia-o com frequência.

Ensina-o a cumprimentar os outros.

55

Não admitas birras.
Nem agora, nem aos 15 anos.
O mundo também não admite.

Grita com ele e estarás a criar
um miúdo que gritará
por tudo e por nada.

Ensina-o a não magoar os outros.

Não o deixes virar
as costas de frustração.
Assim não aprenderá nada.

O passatempo favorito
dele durante muito tempo
será brincar contigo.
Mesmo cansado,
arranja tempo para ele.

60

Incentiva-o a andar descalço.

Ensina-o a prender a bicicleta com cadeado.

Ensina-o a não ter medo dos animais, mas a respeitá-los.

Pergunta-lhe quem
são os seus heróis.
Serão as pessoas que vai imitar.

Pergunta-lhe o que quer ser
quando for grande.
E não fiques alarmado
com as respostas.

Ensina-lhe o mistério de olhar para a lua.

Explica-lhe que qualquer vida é preciosa.

Ajuda-o a compreender
que a palavra dele é o seu penhor.
E lembra-te, ele aprenderá contigo.

68

Explica-lhe que
se regar a relva, ela cresce.

Ajuda-o a enterrar o cachorro.

Não esqueças que os rapazes
gostam muito dos avós.
Vá lá saber-se porquê!

Sem o assustares,
fala-lhe sobre as pessoas más
e o que fazer se se aproximassem dele.

Insiste para que brinque ao ar livre.
É muito mais saudável
do que ver televisão
ou jogar jogos de computador.

Ensina-o a fazer um cavalinho na bicicleta

Nunca te esqueças
de que nunca se abraça,
mima ou beija de mais um filho.

Os rapazes são como crias de leão: mostram o seu afecto lutando, correndo, saltando para cima uns dos outros.

Não traves as suas lutas.

Nunca lhe digas
que os rapazes não choram.
Pergunta-lhe antes por que é que chora.

Ensina-o a limpar
a sujidade que fizer.

Deixa-o acreditar no Pai Natal.
E no Coelho da Páscoa.
E na Fada dos Dentes.
Estimula o seu sentido de mistério.
Nunca deixará de o procurar.

Vai cedo para casa
para brincares com ele.

81

Ensina-o a partilhar.

Dá-lhe lições de piano.

Convence-te de que há coisas que não podes ensinar-lhe.

Deixa que te veja fazer a barba.
É aqui que ele começa
a juntar dois e dois.

Ensina-o a respeitar a autoridade,
mas a não ter receio dela.

Incentiva-o a dar-se com o rapaz branco,
o rapaz negro, e o miúdo chinês
que não fala uma palavra de português.

Se passares tempo com ele
e com os amigos enquanto é jovem,
por certo que não se importará
que estejas por perto
quando for mais velho.

88

Mostra-lhe as delícias do Tulicreme e do mel.

Ensina-o a dar o laço
nos atacadores dos sapatos
e a engraxar o calçado.

Lembra-te de que os valores
que lhe transmitires hoje
serão os que terá na adolescência.

Ajuda-o nos trabalhos de casa, todos os dias.
Não deixes essa tarefa só para a mãe.
Assim, ele verá a importância
que dás aos seus estudos.

Mesmo que possas,
não lhe compres tudo.

Cuidado: se fores ameaçador com ele,
estarás a educá-lo
para que o seja com os outros.

Ensina-o a orientar-se
no caminho de volta para casa.

Não critiques os seus erros. Critica a sua falta de esforço.

Ensina-o a cuspir.
Há-de treinar todos os dias.

Leva-o a passear ao sábado de manhã. Deixa que a mãe durma até mais tarde.

Ensina-o a usar o computador.
A mandar *e-mails*.

Partilha com ele
um grande prato de marisco.
Quanto mais lambuzados melhor.

Ensina-o a nunca ter medo de experimentar coisas novas.

Rapazes & Desporto

Não esqueças que o objectivo do desporto, quando se é criança, é divertirmo-nos.

Não esqueças que enquanto é novo, uma das coisas preferidas do teu filho nos desportos de equipa é o equipamento. Deixa-o levá-lo para a escola.

Procura não faltar aos jogos dele. Um rapaz gosta de jogar na presença do pai e de o ouvir aplaudir. Vai perguntar sempre: "Viste-me fazer aquela finta?"

Festeja sempre depois de cada jogo.

Ensina-lhe alguns truques. Por exemplo, enganar o guarda-redes na marcação de um *penalty*.

107

Ensina-lhe uma finta.

Leva-o à pesca.

Leva-o a um campo de golfe
e ensina-o a jogar.
Mesmo que ele demore a aprender.
Sê paciente.

110

Lembra-te que os rapazes pequenos
se distraem com insectos e sujidades
e muitas coisas mais,
mesmo quando o jogo está no auge.
Gritar não vai alterar isto.

Se deres por ti a gritar
com ele ou com o árbitro,
senta-te longe das outras pessoas.
Pensarão que és um tanto esquisito,
mas o teu filho vai agradecer-te.

Se o treinador dele
estiver constantemente a berrar,
procura outra equipa.
E se fores tu o treinador, demite-te.

Ensina-o a nadar.
E se não souberes como,
inscreve-o na natação.

Ensina-o a levantar pesos.

115

De vez em quando,
leva-o a um jogo de hóquei em patins.
Os rapazes gostam de stickadas.

Faz com que seja ele
a levar o saco de desporto.

Leva-o a dar um passeio de cavalo.
(Mesmo uma égua manca e velha
lhe fará sempre lembrar
um belo cavalo branco).

Não o critiques depois dos jogos.
Ele sabe muito bem o que fez
e precisa que o pai o apoie.
O treinador se encarregará de o criticar.

Treinem juntos e ele melhorará.
Isto aplica-se a tudo...
incluindo a matemática.

Não penses que ele será uma estrela
só porque marca mais golos
do que os outros miúdos.
Ou, pelo contrário,
que está condenado a ser um totó
só pelo facto de ser o pior jogador da equipa.
Aliás, o mais certo é que atinja exactamente
o nível médio por altura dos 17 anos.

Lê a secção de desporto com ele. (Leitura é leitura).

Não te esqueças que
se a sua equipa de futebol
(ou basquete ou râguebi ou voleibol)
for mais importante para ti do que para ele,
alguma coisa não bate certo. Em ti.

Ensina-o a perder.

Ensina-o a ganhar.

Não lhe toleres faltas de desportivismo.
Se o fizeres, isso vai ficar com ele,
para sempre.

Ensina-o a passar a bola, a jogar em equipa. Mesmo que isso signifique perder o campeonato.

127

Diz-lhe que lá por ele
não ser o melhor,
isso não quer dizer
que não se possa divertir.

Aceita o facto de ele poder não ser um ponta de lança, mas sim um músico. E vir a ser muito bom nisso.

Rapazes & Espiritualidade

130

Lembra-te que o teu primeiro dever
como pai é desenvolver
o bem-estar espiritual do teu filho.

Explica-lhe a diferença entre estar só e estar sozinho.

Ensina-lhe que o sucesso
face à adversidade
é o maior de todos os sucessos.

Ensina-lhe que a auto-estima só se ganha através do que se faz.

Fala-lhe acerca de Deus,
de Jesus, de Moisés,
e também de líderes espirituais.
Começa cedo e ele não se sentirá
embaraçado ao falar deles na adolescência.

Se não fores capaz
de falar com o teu filho sobre Deus,
então nunca falaste realmente com ele.

Leva-o à catequese.
Ele dirá que não gosta.
Mas um dia repararás que tens
um óptimo adolescente que continua
a dizer que não gosta de catequese.

Rezem juntos em família,
e depois ensina-o a rezar sozinho.

Quando ele se debater
com um problema sério,
incentiva-o a pedir
o auxílio de Deus na solução dele.

Ensina-lhe que Deus responde
a todas as orações.
Por vezes com um não.

Diz-lhe que se pode confiar em Deus.

Ensina-o a rezar pelos seus inimigos.

Diz-lhe para acreditar
que o que ele der ao mundo,
ser-lhe-á retribuído pelo mundo.

143

Ensina-o a dar anonimamente.

144

Ensina-o a tratar
cada dia como sagrado.

Diz-lhe como se deve meditar.

Diz-lhe que ter pena
de nós próprios
é perda de tempo.

Está preparado para que um dia
ele chegue a casa
e se mostre completamente agnóstico.

148

Ensina-lhe que perdoar a alguém não é fraqueza, mas o cúmulo do egoísmo – simplesmente porque isso nos faz sentir muito melhor.

Rapazes & Dinheiro

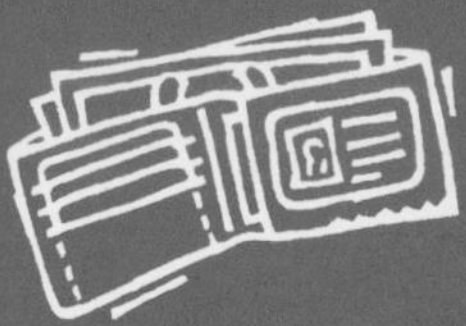

Dá ao teu filho uma mesada
de acordo com a idade dele
e as tarefas que realiza.
Atenção: ele há-de querer sempre mais.

151

Ensina-o a negociar um aumento de salário.

Compra-lhe uma carteira.

Ensina-lhe que nada é de graça.

Nunca tenhas receio de dizer "não temos posses para tanto."

Ensina-lhe que
se quiser realmente ter algo,
isso é o motivo para ir trabalhar.

Se ele precisar,
empresta-lhe dinheiro.
E faz com que te pague.

Ensina-o a poupar.
Ajuda-o a abrir uma conta-poupança.

158

Ensina-o a saber esperar pelos saldos.

Um miúdo perde coisas.
Um jovem que perde coisas
e depois tem de passar sem elas
aprende a não perder coisas.

Diz-lhe que não é preciso gastar muito para se ter um bom corte de cabelo.

Diz-lhe que se não puder
comprar o melhor,
que compre o de melhor valor.

Quando ele tiver doze anos,
compra-lhe um pequeno lote de acções
com o dinheiro dele.
Pensa na riqueza que terá
se o conservar durante cinquenta anos.

Ensina-o a pagar logo as suas dívidas.

164

Ensina-o a ler a
secção de economia nos jornais.
Se não souberes, aprende com ele.

Insiste para que ele arranje
Um trabalho por volta dos quinze anos.
O facto de não gostar
é a última razão para o não fazer.

Ensina-o a preencher um cheque
e a manter o saldo no talão do livro.
Ele vai dizer que sabe,
mas na realidade não sabe.

Diz-lhe para não fazer apostas que não possa pagar.

Ensina-lhe a forma de devolver um artigo à loja onde o comprou, e a recuperar o dinheiro.

Ensina-lhe que só deve usar um cartão de crédito em emergências, e oferece-lhe um.

Prepara-o para nunca comprar um automóvel pelo preço de tabela.

Rapazes & Raparigas

Deixa que o teu filho saiba
que estás tão confuso
acerca das mulheres como ele.

173

Tenta conhecer as namoradas dele.

Lembra-lhe que não importa
que ela não tenha
uma hora de recolher a casa.
Ele tem.

175

Trata as namoradas dele com respeito. Assegura-te de que ele faz o mesmo.

Não o envergonhes
falando de raparigas com ele,
embora o simples facto de existires
já seja suficientemente embaraçoso.
Contudo, quando ele for a festas,
não tenhas pruridos em telefonar
para ver se os pais dela vão estar em casa.

177

Quando o levares a encontros,
verifica se ao sair do carro
ele vai ao encontro da namorada.
Ficarias espantado se soubesses
quantos rapazes ainda pensam
que lhes basta buzinar para que
as raparigas venham a correr.

Não leias os apontamentos
que ele deixa escritos na secretária.

Fala-lhe francamente sobre sexo.
E como esperas
que ele se comporte.

180

Abraça e beija a mãe na frente dele.
Vai dizer que não gosta,
mas não lhe ligues.

Nunca critiques a mãe
à sua frente.
Nunca por nunca.

Cria nele o hábito
de felicitar a mãe pelos cozinhados que faz.
Mesmo que sejam iscas de cebolada.

Tens de perceber que não é possível curar-lhe o coração despedaçado. Podes sempre, contudo, confortá-lo.

Incita-o a convidar
aquela loira para sair com ele.

Rapazes mais Velhos

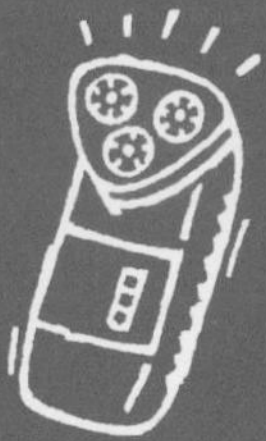

186

Lembra-te que os rapazes mais velhos não têm *baby sitters*.

Ensina-o a fixar metas na vida.
Começa por baixo. Para muitos
adolescentes,
pôr o despertador já é um objectivo.

Ensina-o a lavar
e a dobrar a roupa dele.

189

Lembra-lhe que a escola
não é um lugar de expressão pessoal.
É o lugar onde se vai para aprender.

Mostra-lhe fotografias tuas
do secundário para que
ambos vejam
o teu aspecto naquela época.

Leva-o até ao cinema
com os amigos.
Será uma maneira
de saberes quem eles são.

Deixa-o ganhar o teu respeito.

193

Fala com ele acerca
dos seus sonhos.
E dos teus.

Deixa-o falhar.

Ensina-lhe que se pode aprender tanto com o desaire como com o sucesso.

Mostra-lhe que há uma correlação directa entre o estudo e as boas notas.

Ensina-lhe que tudo se aceita, desde que seja com moderação.

Presta-lhe atenção quando fala –
uma tarde inteira,
se for isso que ele quer.

Não te esqueças
que ele observa
a maneira como tratas
o teu próprio pai.

Dá-lhe responsabilidade.
É o que separa os rapazes dos homens.

Não defendas as suas acções estúpidas. Aprenderá que pode ficar impune com coisas estúpidas. Responsabiliza-o.

Ensina-o a ter respeito pelos livros.

203

Ensina-o a grelhar um bife. Isto é um rito de passagem.

Fá-lo rir.
Troquem piadas.

Abraça-o antes de ele ir para a cama.
Mesmo quando tiver dezoito anos.

Diz-lhe com frequência que o amas.

207

Faz com que visite assiduamente
tios e tias, primos e avós.
Pode não gostar de todos eles,
mas desenvolverá o amor pela família.

Ensina-o a controlar a raiva.

Faz-lhe ver que a única maneira
de vencer o medo
é caminhar no meio dele.

Lembra-lhe com frequência
que ele é capaz de mudar o mundo.

Ensina-lhe a tolerância.

Quando ele fizer alguma coisa mal feita,
chama-lhe imediatamente a atenção.
Não te preocupes por o magoares,
mas depois de o repreenderes
dá o caso por encerrado.

Nunca lhe guardes ressentimentos.

Ensina-lhe o valor da sabedoria.

215

Sê amável. Incessantemente.

Tenta não o criticar em frente dos amigos.

Certifica-te de que os amigos sabem que drogas e álcool não têm lugar em tua casa.

Põe um computador no quarto dele.
Nunca uma televisão.

Deixa-o comprar
a sua própria aparelhagem.
Não fiques alarmado com a música dele.
Lembra-te como a tua música
apavorava os teus pais.

220

Não adaptes a casa
às conveniências dele.
Deixa que ele se adapte às tuas.

Ensina-o a chegar a horas,
e a telefonar em caso de atraso.
Sempre.

Mostra-lhe que o segredo
para resolver até os problemas
mais complicados
está simplesmente no começar.

Se o ensinaste a não entrar num carro conduzido por alguém embriagado, ele não entrará.

O uso de cinto de segurança é absolutamente obrigatório.

Fala-lhe com frequência da universidade.

Ao jantar, fala de política, ciência, religião, e daquilo que fez nesse dia.

Por vezes serás obrigado
a falar ao teu filho de coisas
que o aborrecerão:
de amigos que consomem drogas,
do comportamento dele, e por aí fora.
É nestas alturas que tens de ser pai.

228

Adverte-o de que não deve beber álcool
ou consumir drogas nas festas,
que as recuse se lhe forem
oferecidas noutras.
Diz-lhe que isso não quer dizer
que seja medricas.
Quer antes dizer que é inteligente.

Não repudies nenhum
dos seus sonhos
por ser grande de mais.

230

Diz-lhe que o ciúme
só serve para nos sentirmos pior.

231

Ensina-lhe o que é verdadeiramente importante na vida – e não é um carro, ou uma aparelhagem, ou qualquer "coisa".

232

Deixa-o usar as tuas roupas,
sapatos, meias, desde que lhe sirvam.
E quando já não conseguires encontrar
as tuas coisas, começa a usar as dele.

Ensina-lhe que nenhuma posse
é merecedora de roubo.

Diz-lhe que há alturas
em que devemos andar na linha.
Como na tropa.

Ensina-lhe que à noite
deve fechar os vidros
e trancar o carro.

236

Ensina-lhe a importância de dar.

Ensina-lhe que os homens
também limpam a cozinha e a casa.
Todos os dias.

Até ao fim do secundário,
marca horas de recolher
e faz com que sejam cumpridas.
Na universidade,
sê um pouco mais indulgente,
desde que mantenha boas notas.

Encoraja-o a participar
de algumas tarefas comunitárias.
É aqui o começo da acção cívica.

Ensina-o a comprar lembranças para a mãe em ocasiões especiais – dia da Mãe, Natal, aniversário – e com o dinheiro dele, quando for mais velho.

241

Encoraja-o a concorrer às listas da Associação de Estudantes.

242

Ensina-o a olhar nos olhos
e a dar um aperto de mão firme.

Deixa-o enfrentar
as consequências das suas acções.
Elas são as melhores professoras.

Ensina-lhe paciência,
amabilidade e tolerância.
Se não começares já,
daqui a muitos anos
vais arrepender-te
de o não teres feito.

Ensina-lhe que nada que tenha feito – ou venha a fazer – justifica que te minta.

Exige dele o melhor.

Ensina-o a defender a sua razão,
mesmo quando todos acham
que não a tem.
Até tu.

Mostra-lhe que toda a acção tem uma consequência.

249

Nunca permitas que responda
com sobranceria ao que tu ou a mãe dizem.
Ensina-o a respeitar-te... assim como
os outros adultos, como os professores.

Controla os filmes e a televisão que ele vê. Isso pode significar que talvez tenhas também que vigiar aquilo que vês.

Está preparado para responder a perguntas difíceis sem te alongares muito em comentários.

252

Ensina-o a conduzir.
A conduzir no trânsito intenso.
A conduzir com chuva.
A conduzir com neve.

Condiciona o uso do carro
às notas que tiver.
Vais ver que tens aí um Einstein.

Mostra-lhe como se mete gasolina
e se verifica a pressão dos pneus.
(Podes pensar que sabe, mas não sabe.)

255

Estabelece regras rigorosas
sobre beber e conduzir,
e faz com que sejam cumpridas
religiosamente.
Se por azar ele tiver que comparecer
num tribunal por uma infracção
de trânsito (é possível),
verifica se vai vestido adequadamente.
Isso vai ensinar-lhe que
para entrar no mundo
dos adultos, tem de parecer
e agir como adulto.

256

Se for culpado, não tomes o partido dele.
Ele merece o que vai ter.
Esta pode ser uma boa oportunidade
de aprender a apresentar desculpas
e saber aguentar-se nas dificuldades.

Se ele te aparecer a cheirar a álcool,
aplica-lhe uma punição severa.
Mas é tudo.

258

Se ele fizer batota e for apanhado, deixa que sofra as consequências. Em casa, e na escola.

Ensina-o a usar o fio dental.

Compra-lhe desodorizante
e toda a casa cheirará melhor.

261

Mostra-lhe como se barbear
e a pôr bocadinhos de papel nos cortes.
Impede que as camisas
fiquem manchadas de sangue.

262

Não sejas esquisito
com cabelos compridos.
Põe limites aos cabelos estúpidos.

Conhece a diferença entre
o comportamento normal do adolescente
e o comportamento duvidoso.
Aprende a aceitar e a viver
com o teu adolescente normal.

264

Ensina-lhe que a confiança
é como porcelana fina.
Quando se quebra,
é muito difícil voltar a repará-la.

Não faças ultimatos
com os quais não possas viver.

Pendura um saco de boxe na garagem... absorve muita da rivalidade entre irmãos.

Ensina-o a estar e andar direito.

Ensina-lhe que há honra mesmo num emprego com salário exíguo. E dinheiro.

Diz-lhe que telefone ao chefe
se faltar ao trabalho ou se chegar tarde.

Acredita nele.

Não esqueças que os adolescentes
gostam de se olhar ao espelho.
De vez em quando,
pergunta-lhe o que é que ele pensa que vê.

Façam flexões juntos.

273

Ensina-o a gargarejar. Se não o fizeres, a casa-de-banho ficará irreconhecível.

Tens que perceber
que não podes ser tudo para ele.

Ensina-lhe a alegria
de acabar um trabalho.

Diz-lhe que o mundo
o julgará pelas suas acções,
não pelas suas intenções.

Lembra-lhe que deve chegar a horas.
O mundo não funciona
pelo relógio dos adolescentes.

Se não tolerares o seu mau-humor, não terás que te haver com humores.

279

Ensina-lhe que as normas,
mesmo as que parecem sem nexo,
não devem ser quebradas.

Arranja tempo
para estares só com ele.

Ensina-o a apresentar desculpas. Dizer "desculpe" não é o mesmo que dizer "peço que me desculpe".

Diz-lhe para mastigar
com a boca fechada
e falar com ela aberta.

Ensina-o a comer com pauzinhos.
E também com faca e garfo.

284

Se partires em viagem de negócios, telefona-lhe. Ele sente a tua falta.

Ensina-o a mudar um pneu.
Se não souberes,
arranja alguém que vos ensine.

Ensina-lhe que pessoas imprudentes habitualmente fazem mais mal aos outros do que a si próprios.

287

Faz-lhe ver que a verdadeira independência significa ser ele a pagar.

Garante-lhe que ter o quarto bem limpo e arrumado não faz dele um totó. Significa apenas que assim consegue encontrar a roupa interior.

Encoraja-o a confiar nos seus instintos. Se alguma coisa lhe parecer pouco segura, provavelmente é.

Se fizeres alguma coisa uma vez,
ele poderá pensar que se trata de uma
tradição.
(Os rapazes são estranhos a esse ponto.)

Se ele esteve a pé até tarde
e dorme toda a manhã do dia seguinte,
acorda-o e dá-lhe
qualquer coisa para fazer.

Diz-lhe que a única coisa constante na vida é a mudança.

293

Ensina-o a não avaliar
a qualidade de um livro pela capa.

Ensina-o a ler o livro de instruções.

Explica-lhe que é possível ter de trabalhar muito.

Ensina-lhe que a solução para a maior parte dos problemas não é tomar um comprimido.

Ensina-lhe que
não há mal nenhum em falhar,
mas sim em não voltar a tentar.

Ensina-o a usar um martelo,
uma chave de parafusos, e uma serra.

299

Ensina-o a não se comprometer precipitadamente.

Ensina-o a dar valor aos amigos.

301

Ensina-o a pedir ajuda.

Mostra-lhe como se lê um mapa.

303

Ensina-o a ser amável.

Ensina-lhe que é ele
que tem a responsabilidade
pelo seu próprio destino.

Ensina-lhe que
não há nada de que ter medo,
a não ser do próprio medo.

306

Ensina-o a passar a ferro.

Ensina-o a não se agarrar a nada em demasia.

Ensina-lhe que
as aparências contam.

Ensina-o a tentar o impossível.

Promete-lhe que estarás sempre pronto a ajudá-lo.

Diz-lhe que nunca desista.

Lembra-lhe que deve telefonar à mãe.

E no fim,

Deixa-o ir à vida dele.

Impresso na Papelmunde
Paginação e acabamento na Inforsete
para
EDIÇÕES 70
Maio de 2004